Dr V. LEBLOND

Ancien interne des Hôpitaux de Paris
Président de la Société académique de l'Oise.

Denise de la Caille

LA POSSÉDÉE DE BEAUVAIS

SES CRISES DE POSSESSION DÉMONIAQUE ;
SCÈNES D'EXORCISMES ET DE CONJURATIONS

(1612-1613)

PARIS
SOCIÉTÉ FRANÇAISE D'IMPRIMERIE ET DE LIBRAIRIE
(ANCIENNE LIBRAIRIE LECÈNE, OUDIN ET Cie)
15, RUE DE CLUNY, 15

1908

DENISE DE LA CAILLE

LA POSSÉDÉE DE BEAUVAIS [a]

SES CRISES DE POSSESSION DÉMONIAQUE, SCÈNES D'EXORCISMES ET DE CONJURATIONS (1612-1613)

Cette « histoire véritable » est une suite des procès verbaux rédigés par un greffier et signés VAILLANT, greffier apostolique : elle dit comme une femme de Beauvais, nommée Denise de la Caille, née à la Landelle, veuve de Jean Barbier, manouvrier, paroisse Saint-Gilles, « estoit agitée de tourments incurables, principalement lorsqu'elle alloit a l'Église faire ses prieres, ayant esté tourmentée desdits maux par l'espace de neuf ans passez ou en son liet ou en repos, travaillant de son mestier qui estoit de filer laine, soit en beuvant ou mangeant, mesme en cheminant par la ville ; elle demeuroit sans pouvoir marcher et sans neantmoins avoir aucune vision, quelquesfois criant et beuglant... »

Informé de ces faits extraordinaires, le curé de la paroisse la conduit à son évêque, René Potier. Une visite de médecins « et gens à ce cognoissans » est prescrite : Jean Chéron, théologal, reconnait que le mal n'est pas seulement corporel, et l'un des plus experts médecins de la ville (son nom n'est pas cité) est témoin « des efforts qu'elle avoit avec des exorbitantes agitations, le poux estant esmeu plus que naturellement, aussi recognoissant tels efforts ne pouvoir estre faits par creature humaine, et par ainsi avoir jugé avec l'advis de plusieurs autres personnes qu'il y avoit quelques agitations de malins esprits... »

Alors l'évêque confie le soin de cette information à ses vicaires généraux, Germain Carré, archidiacre et chanoine de Saint-Pierre, chantre et official, et Claude Dadu, aussi chanoine de la cathédrale : ils décident que cette femme « seroit tentée par exorcisme de l'Église » par un religieux de l'ordre de Saint-Dominique, Laurent le Pot, natif de Beauvais, « lequel benignement et charitablement auroit entrepris

---

(a) Etude tirée d'un livre imprimé en 1623, sous le titre : *Histoire véritable arrivée de nostre temps en la Ville de Beauvais touchant les conjurations et exorcismes faicts à Denise de la Caille, possédée du Diable, avec les actes et procez verbaux faicts sur les lieux par le commandement de M. l'Evesque, histoire non moins profitable que religieuse, remplie d'admirables et estranges effets des Démons.*

de mettre peine, par la miséricorde de Dieu, de la très Sacrée Vierge Marie et de toute la Cour céleste... »

C'est dans la petite église Saint-Gilles que le Père commence, le 1er août, en public, la série des exorcismes : il somme le malin esprit, cause des agitations et convulsions, d'avoir à comparoir, l'interroge en latin, lui demande son nom, s'il a des compagnons. L'esprit répond parfois : « Belzébut » ; quelquefois ce ne sont que grimaces ou mots inintelligibles. Un jour, le Père lui demande s'il croit en Dieu. « Ne voulant pas répondre, fut chanté le *Veni Creator ;* aussitost qu'on eust achevé ces mots : *Credamus omni tempore,* il dit : *Credo omnino.* Et d'autant que le Père luy faisoit tousjours commandement d'obéyr à cause qu'il tourmentoit la créature, dit par plusieurs fois : *Obedio, obedio.* »

Le 9 août, pendant la messe du Saint-Sacrement, « enquis si il y avoit quelque sorcier ou sortilege qui l'empeschoit de sortir, ne voulust jamais faire autre responce que beugler, s'eslevant avec une force incroyable en l'air, sans que ceux qui le tenoient le pussent mesme empescher ». Le surlendemain, le Père exorciste « prist du feu et du souffre bénits et aussitost fit brusler le nom de ce Démon ; enquis ensuite de la cause de son entrée, dit en hurlant et beuglant par neuf diverses fois : *Nolo* ».

Les conjurations furent continuées deux fois par jour, jusqu'au 19, sans aucun résultat.

Le 21, à l'abbaye de Saint-Symphorien, pendant une procession des religieux avec les reliques, la patiente, conduite par le Père Le Pot, suivait, un cierge en main : elle fut prise de convulsions au milieu du cloitre et jeta son cierge à terre. Le Père lui commanda de le ramasser en baisant la terre, « ce qu'elle fit avecques de grandes peines ».

Un jour, à l'église Saint-Gilles,

la creature fut rendue comme morte et estant etendue par terre par quelque espace de temps, le Père conjurateur apposa incontinent de la ruë bénite a la bouche et narines de la dite créature, laquelle demeura nonobstant un grand quart d'heure sans se mouvoir et comme sans vie : peu après commençant a se mouvoir, fit quatre grands efforts, se tenant debout et estendant d'une façon toute affreuse les bras en haut ; elle fut conduite a la procession ou on la porta comme morte et fit un autre effort et fut incontinent remise en son bon estat.

Une autre fois, le Père demande au démon son nom, le somme de sortir du corps de Denise ; il répond : *Sinila*

et en le nommant eut un grand effort, mesme comme elle etoit toute droite s'esleva en l'air avec les pieds hors de terre, criant et beuglant horriblement.

Ceux qui ont vu ses pieds hors de terre sont Pierre de la Rue, Jean Le Roy le jeune, Jeanne Leullier et Jeanne Fleury et tout le peuple qui estoit en grand nombre, parce que ces dénommez lui tenoient les pieds par charité, craignant que la créature agitée ne vint a se descouvrir.

A chaque séance le démon est interrogé par le Père exorciste ou le curé de Saint-Gilles ; on lui demande son nom ; on veut connaître les autres démons qui tiennent le corps de la malheureuse. Les réponses sont tout à fait insensées, notamment celle-ci :

Brissilolo, Brissilula, Brulu, Campala. Cette pierre tourmentera bien Denise ; je luy mettray les dents dans terre ; je la tiens ; je la tourmenteray

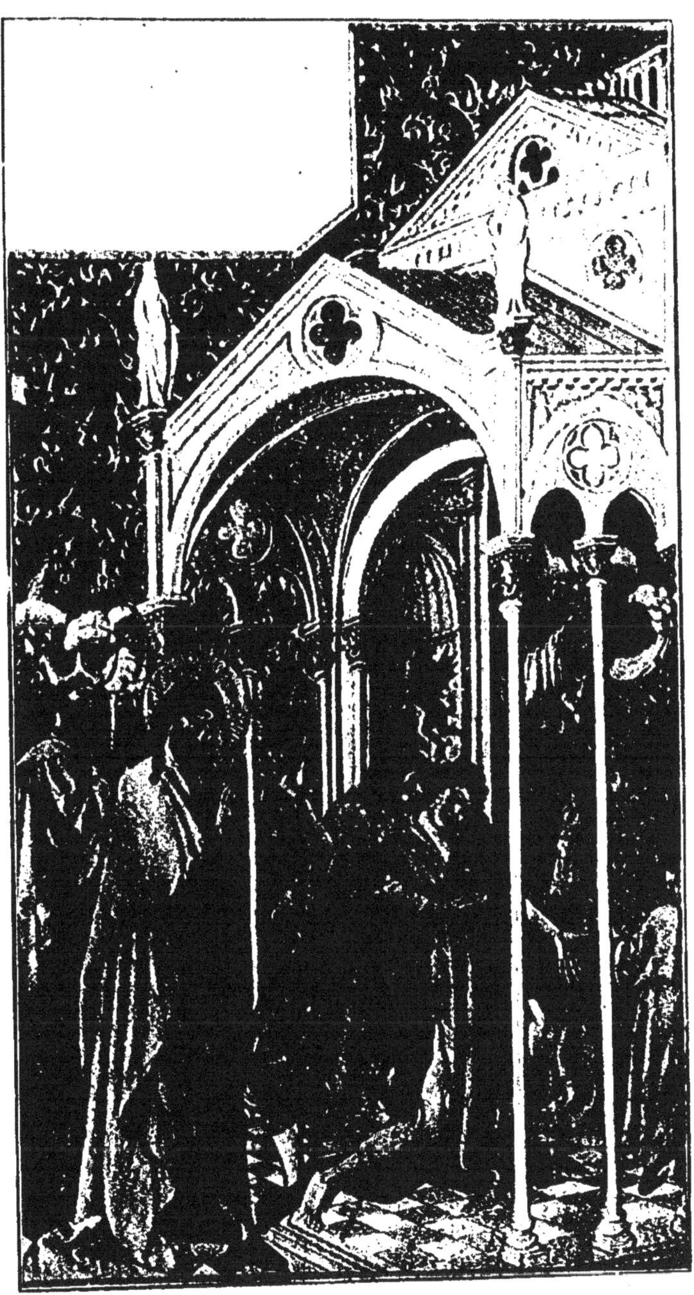

LA GUÉRISON DU POSSÉDÉ.
(D'après les *Très Riches Heures du Duc de Berry*, attribuées à Pol de Limbourg et ses frères.)
Musée de Chantilly.

par devant, par les costez, par dedans, par dehors. Père, tu as bien faim ; il t'en faut aller disner, barbe sale, barbet. Je la tourmenteray tant que je te la feray quitter. Puis, regardant les deux prêtres, il dit : « Barbes sales, vous estes l'un pour l'autre et moy je n'ay personne de mon costé. Ouy, j'ai bien fait danser du monde, car j'ay fait casser les tables de Moyse, faisant danser les gens autour d'une statue. J'ay fait mettre aussi Daniel a la fosse des lions... » Bref, pressé extraordinairement de les nommer avec paroles bien intelligibles, fit responce que les compagnons de Belzebut estoient : Agrissilio, Assiliala, Agrissiliola, Agrissipulu, Lilupus, Filulu, Fililupo, Silia. Et ne voulut plus parler nonobstant qu'il fut pressé par le Père, disant qu'il y en avoit qui le venoient voir par curiosité. Le mercredi 22e septembre il fut interpellé au nom de Jésus de dire les noms de ses compagnons ; il dit qu'il obéiroit au dit nom, proferant aussitost les mots qui sensuivent : Brissilolo, Milola, Sililolo, Cyria, Silala, Brisela et dix-huit autres noms moins singuliers ; étant contraint de nommer les autres distinctement a quoy le dit Démon fit responce qu'il seroit bien un an, que le greffier seroit bien contraint de tirer son papier a belle dent...

Le dimanche 16e jour de septembre, apres conjuré qu'il eust à confesser et admettre la vraye Croix, incontinent se mit a genouilles mains joinctes et dit que Griphon estoit un beau vilain et un coquin ribault et qu'il n'est digne de lui baiser le derrière a cause que le dit Griphon n'avoit porté de reverence a la vraye Croix que luy. Puis estant contraint par les conjurations fit quatre grands efforts de suite, beuglant, heurlant et s'eslevant en l'air, et comme le conjurateur lui bailloit du souffre aux mains dit ces mots : Il fault bailler cela aux mescroyans et disant qu'il en sortiroit bientost ; on luy demanda par quel mérite, fit responce que ce seroit par les mérites de Sainct-Léger, et incontinent apres fit un cinquiesme effort

Le 21 septembre, Denise se lève et s'habille sans l'aide de personne ; pendant qu'elle prend son chausse-pied, elle est renversée à terre. « Et comme elle voulut faire le signe de la croix, le Démon l'en empescha, et le Père la tenant par la main pour la conduire a l'église, elle ne voulut marcher. Aiant menacé qu'il la porteroit, elle commença a marcher fort librement ; mais estant arrivée a l'église, ne voulut prendre de l'eau béniste, se retirant pres de la porte, et le Père la reprit par la main, la conduisit au lieu de la conjuration, ou estant la créature frappa des mains sur les genouils et se laissa tomber par terre. Et le Père luy aiant jetté de l'eau béniste, commença a crier et beugler, disant qu'il la brusloit et puis fit trois grands efforts rendant la creature en son premier estat. »

Le 24, « le Démon se mit dans ses entrailles, la tourmentant cruellement plus d'une heure et demye, et apres l'avoir tourmentée fit un effort, sortant en l'honneur de monsieur Saint-Gilles. Cinq autres revinrent, sortant tous avec cinq autres efforts par les mérites du dit saint, tantost montrant des doigts, après l'avoir rendue plusieurs fois comme morte. »

« Dit la patiente avoir vu plusieurs religieuses agenouillées, les unes vestues de gris, les autres de blanc, parlant ensemble, et que l'une d'icelles se leva contemplant les autres, et ce fait les autres après estre relevées se retirèrent vers le soleil de midy... »

Un autre jour,

fit diverses grimaces, tirant la langue fort longue, et frappa des mains l'une contre l'autre, et puis apres avoir esté long temps les yeux fichez contre les vitres, fit un grand effort, monstrant par deux fois dix doigts et la troisieme fois sept, puis rendit la créature comme morte. Enfin, se plaignant les yeux ouverts, fit un autre effort a la fin et rendit encore comme morte une heure pendant laquelle, à cause qu'il faisoit tard, la créature fut rapportée a sa maison.

Interpellé de dire son nom, le Démon ne voulust répondre à propos, disant qu'il y avoit bien des mouches qui boursilloient. Enquis qui estoient ces mouches, dit qu'elles lui ressembloient et qu'elles n'avoient d'assiette. A la fin contraint de s'expliquer, dit que c'estoient des diables qu'il avoit chassez.

Le 22 septembre, un assistant, s'étant pris à rire en entendant certains propos, le Père l'en reprit ; le Démon répliqua que,

c'estoit son mestier de faire rire les autres. et pour autant que le Démon auroit usé de telles paroles, luy fut fait commandement de baiser la terre, ce qu'il fit après plusieurs refus, luy demandant toujours Denise, ayant aussi la langue pendante jusqu'au bout du menton.

Puis huit efforts l'un après l'autre après avoir rendu la patiente comme morte, elle fut portée à la procession, ou elle eut un estrange battement au long de la gorge au-dessous de l'oreille senestre.

Le 29 septembre, jour de Saint-Michel,

Denise ayant esté apportée comme morte au lieu de la conjuration ou elle fut bien l'espace de deux heures en ce mesme estat, et des aussitost qu'elle fut remise, le Démon commença a la travailler griesvement dans les entrailles, ne laissant néantmoins de se recommander à Dieu en ses afflictions, disant : Jésus, Marie, mon Dieu, ayez pitié de moy, invocant aussi M. saint Michel. Enfin le Démon apparut, faisant grimaces épouvantables, lesquelles ne pouvoient estre faites par créature humaine, ebranlant les bras d'un costé et d'autre, la langue pendante et les yeux grandement ouvers, disant : Les voila, les voila. Et apres plusieurs efforts tant des bras que de tout le reste du corps, la créature revint à elle. Néantmoins quelque temps apres le Démon apparoissant fit encore des grimaces espouvantables, hurlant, beuglant et rendant aussi les doigts de la créature tortus. Enfin après avoir rendu la créature comme morte, il la travailla cruellement dans les entrailles, ou incontinent apres revint un autre diable qui estant enquis de son nom dit que c'estoit un petit serpenteau...

Un mardy 8e jour d'octobre, Denise fut menée a St Paul hors Beauvais pour faire prieres et oraisons a Madame Sainte Angadresme par les mérites de laquelle une grande multitude de Démons estoient sortis hors du corps de la patiente. Apres la messe le Pere fit son exorcisme aupres du grand autel auquel lieu la créature fut agitée par obsession, disant qu'elle le sentoit devant les yeux, sur la teste et sur le col.

Elle tenant le cierge bénit, fut chantée une antienne de Sainte Angadresme par les Religieuses et le Démon disparust...

L'après-midi, pendant l'exorcisme renouvelé à l'église Saint-Gilles, Denise ne sentit aucun mouvement et n'éprouva non plus aucune incommodité le lendemain, « ni par possession ni par obsession. »

Le Père Le Pot décide alors de faire le pèlerinage de Notre-Dame de Liesse. Au cours du voyage, quelques agitations reparurent à Roye-en-Santerre, dans l'église Saint-Florent, et à Saint-Just-en-Beauvaisis où il fallut encore recourir aux exorcismes.

De retour à Beauvais, le 29 octobre et les jours suivants, de nouvelles convulsions reprennent Denise : elle demeure dans le mutisme pendant deux jours, puis le calme revient.

La créature donc delivrée, fut faite conjuration par neuf jours durant l'obcession comme il est enseigné au livre intitulé *Flagellum Demonis*, ou le Démon n'apparut qu'a l'entour par l'espace de ces neuf jours. Apres lequel temps le Pere se deschargea de la créature et la remit entre les mains de Messieurs les grands Vicaires leur remontrant qu'il avoit fait ce qui estoit de son devoir touchant la dite Denise de la Caille.

Mais, le jour de la Présentation,

la dite créature fut derechef vexée et tourmentée corporellement ; elle fut conduite le mesme jour a Notre-Dame du Chastel par M. Candelier et quelques dévotes femmes. La prédication estoit faite dans la nef par le Lecteur des Cordeliers, Denise fut menée derriere l'autel et on advertit M. l'Archidiacre Carré, un des grands vicaires, de la possession du dit Démon, lequel Carré advertit le curé de St-Gilles par un notaire apostolique de le venir trouver dedans St-Pierre (la cathédrale); ledit Carré et M. Boucher, chantre et official, concluent par ensemble que le notaire apostolique et le s^r Candellier iroient prier le P. Prieur des Jacobins afin de permettre au P. Le Pot de venir parler a eux. Ledit s^r Carré et M. Dadu prierent le P. Pot de vouloir entreprendre la mesme charge de faire les exorcismes et conjurations sur Denise de la Caille, luy réitérant la mesme permission et privilège qu'il luy avoit donné. Le P. Pot vint trouver la créature a Notre-Dame, ou devant dire la messe il vint revestu de son aube faire commandement au Démon de quitter la créature. Le démon ne fit que des risées ; enfin après plusieurs refus il dit qu'il estoit le vieil Satan et que son maistre Lucifer l'avoit fait entrer dans ce corps, a cause de la médisance d'aucuns qui avoient mal parlé de Denise et du Père conjurateur, mesme la nommant carogne et putain. L'après midi elle fut conduite aux Jacobins, le vieil Satan déclara que il estoit seul possesseur, mais que il en feroit venir d'autres en sa compagnie.

Quelques jours se passent plus calmes, et « le Démon » interrogé sur le sacrement de pénitence et sur la messe répond de manière convenable ; mais le 28 novembre,

comme l'on chanta *Veni Creator*, le Démon apparut, auquel fut commandé de baiser la terre par trois fois, et cela fait il s'enfuit par la porte du cloché dans la chapelle Nostre Dame, ou elle avoit jetté la chandelle bénite (cierge) et son rosaire, se voulant mesme deshabiller. Et comme on eust chanté les Litanies au lieu de la conjuration, il la jetta les dents en terre, se roulant au dit lieu sur le ventre et sur le dos cependant que l'on chantoit. Puis le Père faisant la conjuration au lieu accoutumé, elle se traina sur le dos, la teste devant, jusques au lieu de la conjuration.

Si tost arrivé on luy fit commandement d'aller chercher la chandelle et ce qu'elle avoit jetté auparavant, ce qu'elle fit, et incontinent revenue a elle fut enquise de ce que dessus, dit avoir eu souvenance d'avoir été a la chapelle, mais du reste qu'elle n'en avoit aucune mémoire. Le lendemain elle fut fort agitée, etant rendue comme muette, ne faisant que des cris avec des estranges vomissements.

Le 5 décembre, après les Vêpres, un démon, qui se nommait lui-même Lissi, dit que « il avoit receu sa sentence, mais que auparavant de descendre aux Enfers il lui falloit aller trouver son maistre Beelzebut qui possedoit encore plusieurs autres filles dans la ville de Beauvais, disant qu'il falloit qu'il eut commission de Beelzebut pour retourner aux Enfers. »

Le lundi 10 decembre comparoit Lissi à Saint Maxian (village de Montmille), lequel dit plusieurs paroles non intelligibles et en retournant du dit lieu, comme il passoit par un village qui est de la dépendance de St-Maxian (Fouquenies), il s'arresta contre une maison, disant qu'en icelle Boulourt y travailloit et eut volontiers entré dedans sans le commandement du Père qui lui commanda de le suivre et de ne point faire d'insolence. Plusieurs peuples assistant pleuroient et lamentoient.

Le 11 décembre la patiente estant arrivée devant le chef de Monsieur Saint Lucien, Lissi comparut lequel vouloit estrangler Denise, et icelle criant et lamentant, survint par cas fortuit un Religieux nommé Bigot et incontinent le Père conjurateur et le clerc de Notre Dame du Thil, et le Démon la délaissa de cette oppression.

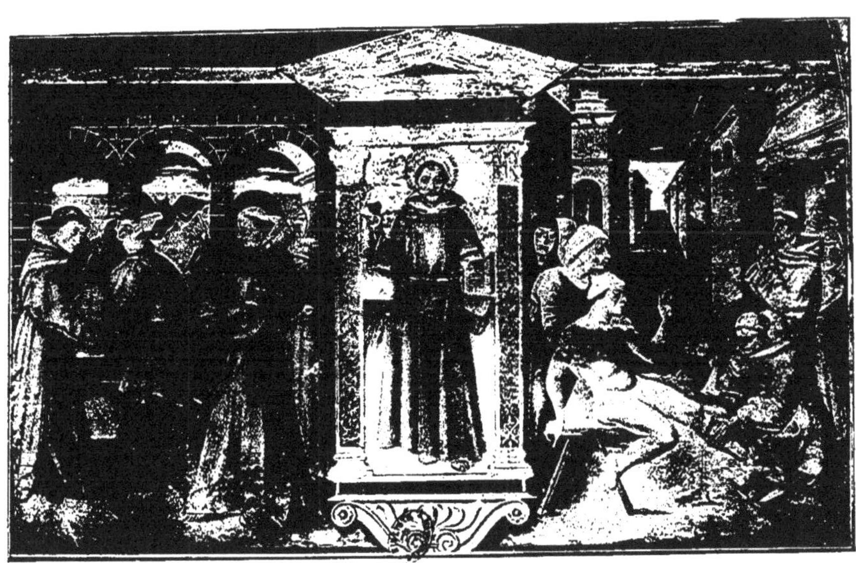

DEUX MIRACLES DE SAINT ANTOINE DE PADOUE (*Église Saint-François, à Montefalco*).
(A gauche : un exorcisme de possédé.)

SENTENCE RENDUE CONTRE LE DÉMON PAR LE PERE EXORCISTE.

Le lendemain apparut le Démon au commencement de la conjuration, et le Père lui fit commandement de sortir, ce qu'il accorda tout incontinent, disant qu'il la laisseroit un long espace de temps comme morte pour signe de sa sortie, ce que voyant le Père il lui fit commandement d'entendre sa sentence et son arrest qui sont en ces termes et en cette forme suivante :

« Nous grands Vicaires de Monseigneur l'Evesque et Comte de Beauvais, etant duement informez que plusieurs démons et malins esprits vexoient et tourmentoient une certaine femme nommée Denise de la Caille native de La Landelle, nous étans resolus de pourvoir homme capable a ce faire, sur ce nous avons donné a entendre a notre dit seigneur Evesque qu'avions un certain religieux Jacobin nommé frere Laurent le Pot, auquel notredit Seigneur et Evesque a donné toute puissance, et nous luy donnons aussi pareillement, de conjurer lesdits malins esprits, comme si c'étoit notre propre personne. Ledit frere Laurent le Pot, ayant pris la charge de notredit Seigneur, iceluy a fait plusieurs exorcismes et conjurations, desquels plusieurs démons en sont sortis, comme le procez verbal démontre appertement et voyant que de jour en jour plusieurs Diables se présentoient tant au corps de la dite Denise que en autres lieux et parties de son corps, comme l'expérience en est fort ample, et comme a présent il est certain qu'un certain Démon nommé Lisis, lequel est de rechef revenu et dit posséder le corps de ladite Denise, Nous commandons, voulons, mandons et ordonnons audit Lisis de descendre aux Enfers, sortir hors du corps de la dite Denise de la Caille sans jamais y rentrer, et pour obvier à la revenuë des autres Démons commandons, voulons et ordonnons que Beelzebut, Satan, Matelu et Briffault, les quatre chefs et aussi que toutes les quatre Légions qui sont sous leurs charges et puissances et aussi que tous autres, tant ceux qui sont en l'air, en l'eau, en fer, en terre et autres lieux, qui ont encore quelque puissance sur le corps et dans le corps de la dite Denise de la Caille, comparent maintenant et sans délay sur la mesme peine d'excommunication, de parler les uns après les autres et sans confusion, de me dire leurs noms tant que je les puisse entendre, pour les faire mettre et rédiger par escrit, sous peine de la dite excommunication et peines infernales, et au deffaut de ne comparoir maintenant dans ce corps, je les mets et je les jette en la puissance de l'Enfer, pour estre crucifiez et tourmentez davantage que de coutume, et faulte de ne m obéyr présentement apres les avoir appelez par trois fois. Commandons, voulons, mandons et ordonnons que chacun d'eulx en leur esgard reçoive les mesmes peines imposées cydessus trois mille ans après le jugement. Défendant au mesme Lisis et à tous ceux qui auroient possédé le corps de ladite Denise de n'entrer jamais dans aucun corps, tant de créatures raisonnables que d'autres, sous peine d'estre crucifiez, au temps de leur possession, d'une peine accidentelle ;

Suivant de quoy ledit Lisis, maling esprit, prest à sortir, a signé ces présentes ; Beelzebut paroissant, Lisis s'est retiré au bras droit, lequel Beelzebut a signé pareillement, Beelzebut s'étant retiré, Satan apparut et a signé pour toute sa Légion, se retirant au bras gauche, Matelu paroissant a signé pour toute la sienne s'étant retiré à l'oreille droite, incontinent Briffault est comparu et a signé les mesmes presentes pour la sienne, et sortirent tous cinq délaissant la créature comme morte par l'espace de six heures durant et davantage.

Signé : Lisis ; signé, Beelzébut ; signé, Satan ; signé, Matelu ; signé, Briffault » (1).

---

(1) Il est intéressant de joindre à cette sentence, dont la teneur est si curieuse, les deux attestations suivantes :

« Nous Religieux, Prieur et Couvent de Saint-Lucien lez Beauvais confessons que des mercredy sixiesme jour de fevrier mil six cens treize, sur la supplication a nous faite par Laurent le Pot prestre religieux proffez de l'ordre de Saint-Dominique, au couvent des Jacobins de Beauvais, commis a l'exorcisme de Denise de la Caille, pauvre femme de la paroisse de Saint-Gilles, qui estoit agitée des esprits malins, avons permis au dit le Pot pour

⁂

L'histoire de cette possédée de Beauvais est une véritable observation prise par un greffier, qui s'est contenté d'en noter au jour le jour, sans commentaires, les phases diverses, telles qu'elles se présentaient aux témoins. Ces procès-verbaux sont des documents d'une valeur inestimable au point de vue clinique : ils nous donnent des faits indéniables, mais faussement interprétés par les idées erronées du temps. Des phénomènes physiologiques et pathologiques on a déduit une intervention diabolique extraordinaire qui n'existait pas, mais qui était alors nécessaire comme hypothèse explicative.

Aujourd'hui, quand de tels cas se présentent, le médecin les étudie comme manifestations d'une névrose : dans le monde, ils sont l'objet d'un étonnement d'autant plus grand que les témoins sont plus ignorants des choses de la médecine.

C'est que, depuis vingt ans, l'étude des maladies du système nerveux, sous l'impulsion du professeur Charcot et de son enseignement à la Salpêtrière, a montré que toutes ces manifestations extatiques et visionnaires, ces possessions démoniaques et les multiples phénomènes relatés en détail par les témoins n'étaient que des troubles du système nerveux sous la dépendance de l'hystérie. Les grandes attaques hystériques, si exactement figurées dans l'*Iconographie photographique de la Salpêtrière*, de Bourneville et Regnard, sont l'exacte reproduction des phénomènes observés chez les démoniaques, aux XVIe et XVIIe siècles; et de nos jours le médecin peut faire naître à volonté, par simple

---

la fervente dévotion qu'il avoit, ensemble la dite la Caille, aux mérites des benoists martyrs saint Lucien, saint Jullien et saint Maxien, et aux intercessions de tous les benoists saincts et sainctes de Paradis, pour la délivrance de la dite de la Caille, de faire exorcisme et prieres requises, où nous l'aurions assisté à prières et processions, tant de nuit que de jour, jusques au vingt cinquiesme d'avril audit an, dedans l'enclos de la dite Abbaye en l'assistance d'aucuns des Religieux ; pendant lequel temps le dit le Pot avoit journellement continué d'exorciser et faire prieres tous les jours, et le plus souvent la nuit, interrogeant en terme latin, tant sur les saints sépulcres et dessous ou gissent les précieux corps et reliques qu'en autres lieux de dévotion de la dite Abbaye, et aurions recognu que les responces qui se faisoient par l'organe de la vexée, ne pouvoient être de créature humaine pour les choses merveilleuses qui se disoient, avec excès et efforts grands qu'elle souffroit durant le dit temps et lorsqu'elle étoit agitée, et recognu aussi que plusieurs esprits malins auroient été expulsez en plusieurs temps, de nuit et de jour, et jusques au dimanche du Quasimodo, que le dernier seroit sorty faisant grands efforts qui avoit pris le nom de Satan ; depuis lequel temps avons recognu la dite la Caille se bien porter et n'être plus agitée à l'intérieur comme elle étoit au précédent, ce que nous certifions être vray.

« En tesmoing de ce nous avons signé les presentes le vingt septiesme jour d'avril mil six cens treize. Dargillier, de Fontanier, Boullet, Salmon, Tiphaine. »

« Nous, Germain Carré, licentié es loix, archidiacre et chanoine de Beauvais, Léonor Le Boucher, licentié es droits, chantre et official de Beauvais, Claude Dadu, aussi licentié es loix, vicaires généraux de Monseigneur l'Evesque et comte de Beauvais, vidame de Gerberoy, Pair de France, a la supplication de frere Laurent le Pot, prestre religieux des Jacobins de Beauvais, par nous commis a l'exorcisme de Denise de la Caille, demeurant de present a Beauvais, paroisse de Saint-Gilles, cy devant agitée et possédée du malin esprit, nous avons permis et permettons au dit le Pot, de conduire, mener et ramener la dite de la Caille au voyage de Nostre-Dame de Liesse, pour rendre action de grâce de la délivrance dont a présent elle se sent libre, de la possession de laquelle elle estoit entretenue et audit lieu espère être libre de l'obcession ; et permettons audit le Pot de célébrer pendant le dit voyage ès églises et lieux qui se trouveroient par luy nécessaires en ce diocèse, et supplions et requerons tous reverends Peres et seigneurs ou leurs grands vicaires souffrir être célébré par le dit Religieux en leurs églises de leur diocese, le service et autres suffrages qu'il requerra être fait avec les gens d'Eglise et les religieux qui le pourront assister, faisant pour nous comme ils voudroient pour eux estre fait.

« Ce 18e jour de mars 1613. — G. Carré, Boucher, Dadu. »

Scènes diaboliques (d'après Breughel).

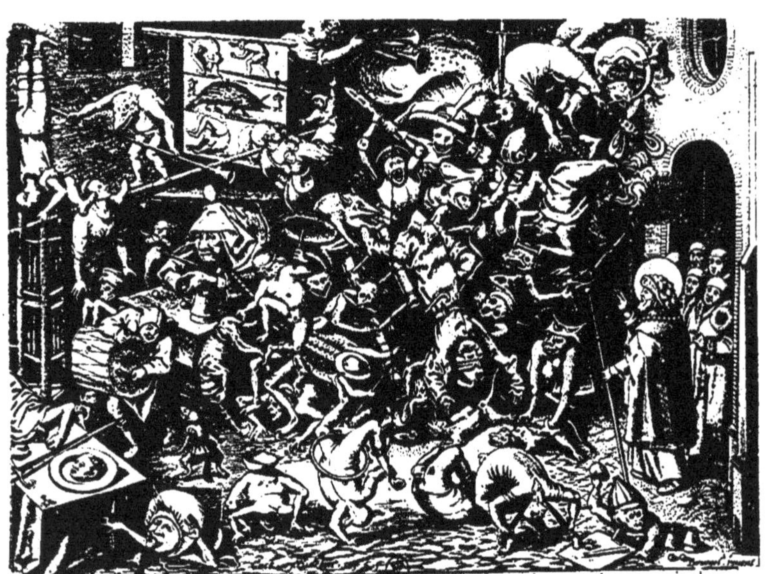

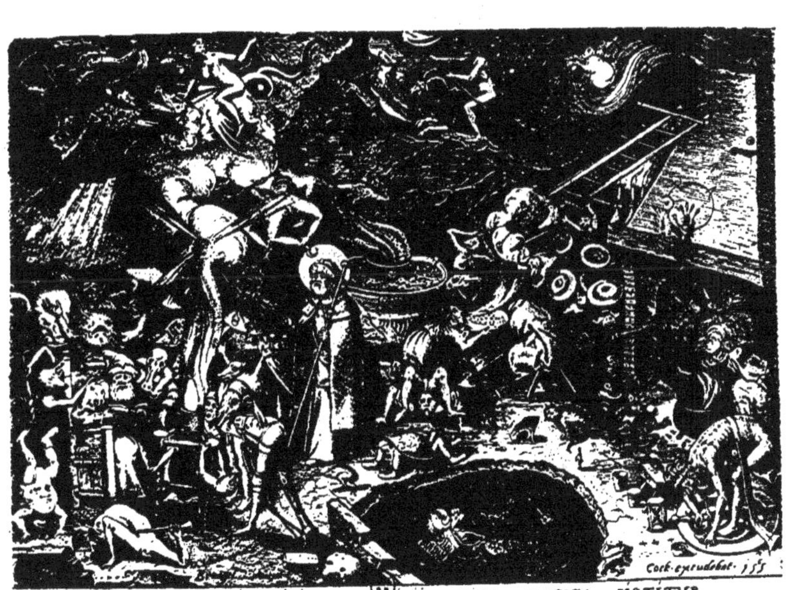

DIVVS IACOBVS DIABOLICIS PRAESTIGIIS ANTE MAGVM SISTITVR

suggestion, chez ces malades, les hallucinations et les visions religieuses (1).

Chez la possédée de Beauvais se retrouvent toutes les phases des grandes attaques : chute et perte de connaissance; convulsions tantôt plus marquées d'un côté du corps, tantôt généralisées; tête renversée en arrière et faisant saillir le cou ; langue fortement tirée hors de la bouche (2); mouvements violents des bras et des jambes, avec les poignets tordus et les doigts « tortus », étendus ou fléchis et qu'on ne pourrait déplacer sans les rompre ; le corps parfois courbé en arc de cercle et ne posant que sur la nuque et les talons ; séries de convulsions par successions rapides, ou laissant entre elles de courts espaces de repos où les membres sont relâchés ou plus rarement en contracture. Et, pendant la phase convulsive, les mouvements deviennent si violents, la force déployée par la malade est telle que plusieurs hommes vigoureux suffisent avec peine à maîtriser une femme, même la plus débile. Ce fait est toujours noté dans les diverses observations.

Après la période convulsive, voici celle des attitudes passionnelles et du délire : hallucinations nées de l'état mental habituel des malades tristes ou gaies, érotiques ou religieuses), et, comme à cette période de l'attaque, le cerveau de la patiente subit aisément la moindre impression du dehors, une suggestion susceptible de guider le sujet dans un sens déterminé peut le porter à des opérations cérébrales qui semblent véritablement extraordinaires. C'est pendant l'exaltation psychique de cette période de l'attaque, revêtant le caractère somnambulique, que les prêtres interrogeaient les sibylles de l'antiquité et leur faisaient rendre leurs oracles.

Pendant les dernières hallucinations, les malades voient presque toujours des animaux, et à partir de ce moment les attitudes passionnelles se font plus rares. Les sujets chez lesquels la connaissance revient de plus en plus complète tombent en une sorte de délire de mémoire où ils retrouvent des lambeaux de leur existence. En même temps disparaît la perte de sensibilité qui était totale pendant les mouvements convulsifs du corps, qu'on pouvait piquer et brûler sans causer de souffrance. Autrefois, on voyait, dans cette impassibilité à la souffrance, un signe du diable, un *stigma diaboli ;* il en était de même des hémorragies de la peau, des larmes et sueurs de sang, tous phénomènes décrits sous le nom de *stigmates* et qui le plus souvent accompagnent les accès convulsifs.

C'est par la suggestion, par une impression vive frappant le cerveau des malades, que les crises cessent et que la santé revient.

Ainsi, chez la possédée de Beauvais, le Père exorciseur, mettant un jour à profit une période de calme cérébral, pour lire à la malade la sentence contre le démon, provoqua la disparition des crises et l'expulsion de ses hôtes démoniaques : le prêtre montrait ainsi à cette femme que sa puissance, à lui prêtre, était supérieure à celle de Satan et de ses compagnons, puisque ces démons, par crainte de l'excommunication de la crucifixion, acceptaient de se retirer du corps de Denise et en signaient l'engagement formel et définitif.

(1) GILLES DE LA TOURETTE, *Traité de l'hystérie*, 1895, t. II — On sait que ces troubles hystériques ne sont pas rares chez l'homme et même chez l'enfant, l'hystérie étant une véritable maladie mentale où les organes génitaux n'ont rien à faire.

(2) Le gonflement du cou et la sortie exagérée de la langue sont admirablement reproduits par Rubens, dans la *Possédée* qui est au Musée de Vienne (Autriche).

L'histoire mentionne en France un certain nombre de cas de possession démoniaque comparables à celui de Beauvais et contemporains, vers la fin du XVIe siècle et au début du XVIIe.

Il est certain qu'à la suite des guerres de religion, à la fin du règne de Henri IV et sous la régence de Marie de Médicis, le catholicisme était devenu plus ardent et plus actif. Il travaillait à regagner les masses populaires par les missions, par l'enseignement et les confréries, à moraliser le clergé et les fidèles ; il se manifestait par les œuvres et les ordres religieux qu'il créait. Ce fut une véritable Renaissance religieuse (1).

C'est l'époque où Pierre de Bérulle fonde la Congrégation de l'Oratoire, établit en France le plus austère des ordres voués à la contemplation, les Carmélites réformées de Sainte-Thérèse (1604). Avec ce nouveau siècle commence la grande poussée vers les cloîtres, et les ordres les plus austères sont les plus recherchés. Alors que, pendant tout le XVIe siècle, il ne s'était fondé qu'un seul ordre de femmes, les Feuillantines, voici qu'apparaissent — outre les Carmélites — les Ursulines, les sœurs hospitalières de Saint-Charles, les Filles de la Charité, les religieuses de la Miséricorde, les bénédictines du Calvaire, etc. ; et les ordres d'hommes ne sont pas moins nombreux.

C'est encore le moment de la réforme de Port-Royal des Champs.

En même temps, des missions s'organisaient : les Capucins « marchaient au peuple », dont ils avaient les manières et les ardeurs, allant à pied, vivant d'aumônes, fréquentant ouvriers et paysans, et ils prêchaient dans les églises et les halles, sur les places et les carrefours, exposant le Saint-Sacrement, ou le promenant en grande pompe. Et les populations accouraient à ce spectacle, dont les guerres civiles avaient désaccoutumé même les catholiques (2).

Un peu plus tard, le catholicisme va s'épanouir surtout en œuvres charitables, sous la merveilleuse impulsion de « Monsieur Vincent » (Vincent de Paul), qui avait « le cœur plus grand que le monde » et s'en allait répétant sans cesse : « Aimons Dieu, mais aux dépens de nos bras, à la sueur de nos visages ; il n'y a que nos œuvres qui nous accompagnent dans l'autre vie. » Il fondait en quelques années les admirables sœurs de la Charité (en 1633), l'œuvre des Enfants trouvés (en 1638). Ainsi la plupart des congrégations nées sous le règne de Louis XIII furent plus actives que contemplatives.

Il est donc aisé de comprendre comment cette époque de foi vive, d'enthousiasme catholique, toute remplie de prédications et d'excitations religieuses, a fait naître des visions et des extases en des intelligences impressionnables comme celles des femmes, particulièrement chez celles qui vivaient en commun dans les couvents.

Ce fut l'histoire d'une malheureuse fille de Laon, Nicole Obry, en 1566 (3) ; de Françoise Fontaine, à Louviers, en 1591 (4) ; de la sœur Jeanne Frey, à Mons, en 1581 (5) ; celle de Madeleine de la Palud, dont

---

(1) H. Mariéjol, *Henri IV et Louis XIII*, dans *Histoire de France*, de Lavisse, t. VI, 2e partie.

(2) Les Capucins vinrent s'établir à Beauvais en 1603, d'abord près l'église Saint-Gilles, puis au faubourg Gaillon, sur l'emplacement du cimetière actuel.

(3) « Le thresor et entiere histoire de la triomphante victoire du corps de Dieu sur l'esprit maling Beelzebub obtenue a Laon, l'an mil cinq cens soixante-six. » Paris, 1578.

(4) « Procès-verbal fait pour délivrer une fille possédée par le malin esprit à Louviers, 1591. » Biblioth. nation., Ms Fr. 24122, publié par A. Benet, archiviste ; Paris, 1883.

(5) « Histoire admirable et véritable des choses advenuës à l'endroit d'une religieuse du

le confesseur Gauffridi fut brûlé vif (1). Ce fut le cas des Ursulines de Loudun, où la supérieure, sœur Jeanne des Anges, « tourmentée du malin esprit », voyait le démon sous la figure d'Urbain Grandier, son confesseur, qui périt sur le bûcher (1634) (2). C'est enfin l'histoire de Denise de la Caille, la possédée de Beauvais, dont j'ai essayé de retracer les phases les plus caractéristiques.

Je ferai remarquer, en terminant, que cette affaire de Denise de la Caille semble avoir fait, à cette époque, peu de bruit dans notre ville. Les auteurs contemporains ne la mentionnent point : ni Loisel, dont les *Mémoires des pays, villes de Beauvais et Beauvaisis* sont de 1617 ; ni Louvet, dont la seconde édition de l'*Histoire de la ville et cité de Beauvais* date de 1631 ; ni Denis Simon, dans son *Supplément à l'histoire de Beauvaisis* (1700). On n'en trouve nulle trace parmi les mémoires ou les manuscrits du temps, ni aux Registres capitulaires de la cathédrale, non plus que dans les *Mélanges* historiques de la collection de Troussures ou les multiples documents de la collection Bucquet-Aux Cousteaux (3).

Michelet seul (*Histoire de France*, t. XI) cite en quelques lignes l'histoire de Denise de la Caille, sans doute d'après l'ouvrage, imprimé en 1623, qui a servi de base à notre étude.

En copiant, il y a quelques jours, les *Extraits des registres du chapitre de la cathédrale de Beauvais*, actuellement conservés dans la Bibliothèque de M. le comte de Troussures, j'ai trouvé la mention suivante d'une femme prétendue démoniaque qu'il me semble intéressant de faire connaître :

23 juillet 1589. — Ad interessendum cum magistro Johann. Cossart Doctore ordinis fratrum Praedicatorum Inquisitore fidei hoc petente et requirente in examine cujusdam mulieris carceribus Dominorum existentis sede Episcopali vacante de sortilegio suspectae, Domini Cantor, Cabourdel vicarii Dñorum cum Dominis Poulain et Bernard fuerunt per Capitulum commissi, quia ipse Cossart requirebat illo

---

couvent des sœurs noires de la ville de Mons en Hainaut possédée du maling esprit et depuis délivrée » Paris, 1586.

(1) « Histoire admirable de la possession et conversion d'une pénitente séduite par un magicien, la faisant sorcière et princesse des sorciers au païs de Provence, conduite à la sainte Beaume pour y estre exorcisée l'an 1610, sous l'autorité du R. P. Sébastien Michaelis » Paris, 1613. [Un exemplaire de ce livre rare est à M. P. Leborgne, à Beauvais : il porte, sur le premier feuillet, la mention suivante, écrite d'une fine écriture de femme : *A s^r Magdaleine de s^t Frãçois dite de s^t Paul*, et au-dessous : *A la Cõmunauté des dames de s^t Paul les Beauvais.*]

(2) *Sœur Jeanne des Anges, supérieure des Ursulines de Loudun : Autobiographie d'une hystérique possédée, d'après le manuscrit inédit de la Bibliothèque de Tours*, par Gilles de la Tourette et Legué (préface du prof Charcot). Un vol., Paris, 1886.

(3) Dr V. Leblond, *Inventaire sommaire de la collection Bucquet-Aux Cousteaux, comprenant 95 volumes de documents manuscrits et imprimés, rassemblés au XVIIIe siècle sur Beauvais et le Beauvaisis* : un vol. de 360 p. ; Paris, Champion, 1906 Cette collection, si précieuse pour l'histoire locale et régionale, est maintenant à la Bibliothèque municipale de Beauvais.

Je n'ai trouvé aucun document biographique sur le Fr. Laurent Le Pot, de Beauvais ; peut être descendait-il de Nicolas Le Pot, « le vitrier », de Thomas Le Pot, qui peignait le jubé de Saint-Pierre, en 1571, ou de Jean Le Pot, « tailleur d'images », qui sculpta les portes des transepts de la cathédrale et fut inhumé, en 1563, au cimetière de Saint-Etienne, près de la tribune aux harangues, avec son beau-père, Engrand le Prince, l'admirable peintre des verrières de cette église.

nomine sibi reddi dictam mulierem sortilegam cum jurisdictio Inquisitionis sibi spectabat duntaxat, ut aiebat, et nulli alteri. Postmodum fuit ei injunctum per capitulum et cantorem praesidentem vicarium Dñorum quod ipse reddat Dñis de capitulo quibus jurisdictio spiritualis spectat dicta sede vacante quamdam Johannettam conventui eorum existentem, infirmitatem gravissimam iteratis temporibus et per nonnulla temporis intervalla patientem, ut ferebatur, et quasi Daemoniacam quam fratres Praedicatores hujus civitatis tenebant in sua domo et illam coram populo soepe conjurabant, unde exorta fuerant scandala non modica quorumdam dicentium illam et fratres abusores esse, aliorum vero manutenentium sic a daemone vexari. Propterea Domini requirebant ad se informandum per amplius de illa et tollendum dubium quod fecit parendo jussionibus Dominorum, et adducta fuit coram carceribus illa die post meridiem.

27 juillet. — Cette femme examinée par les médecins de la ville fut jugée n'être point possédée, mais seulement malade ; en conséquence on la renvoie avec deffenses de revenir dans cette ville à cause des émotions et scandales qu'elle y avoit occasionnés.

Extrait des registres de l'église cathédrale de Beauvais (1483-1606). (Copie manuscrite du milieu du XVIIIe siècle, conservée à la Bibliothèque de Troussures.)

Paris. — Société française d'Imprimerie et de Librairie

www.ingramcontent.com/pod-product-compliance
Ingram Content Group UK Ltd.
Pitfield, Milton Keynes, MK11 3LW, UK
UKHW020538230726
13925UKWH00006B/2356

9 782014 437140